BEI GRIN MACHT SICH IHR WISSEN BEZAHLT

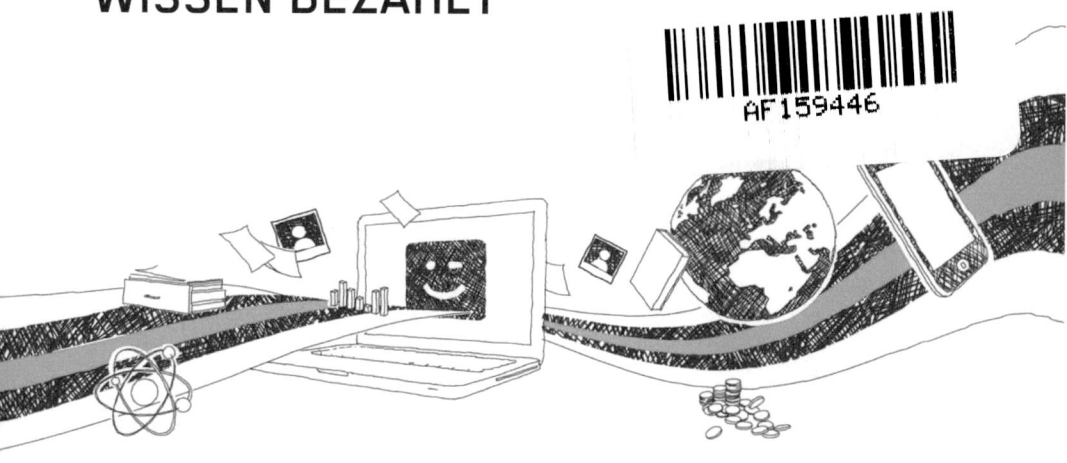

- Wir veröffentlichen Ihre Hausarbeit, Bachelor- und Masterarbeit

- Ihr eigenes eBook und Buch - weltweit in allen wichtigen Shops

- Verdienen Sie an jedem Verkauf

Jetzt bei www.GRIN.com hochladen und kostenlos publizieren

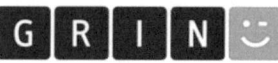

Andreas Hansen

Adipositas - ein Überblick

GRIN Verlag

Bibliografische Information der Deutschen Nationalbibliothek:

Die Deutsche Bibliothek verzeichnet diese Publikation in der Deutschen Nationalbibliografie; detaillierte bibliografische Daten sind im Internet über http://dnb.d-nb.de/ abrufbar.

Dieses Werk sowie alle darin enthaltenen einzelnen Beiträge und Abbildungen sind urheberrechtlich geschützt. Jede Verwertung, die nicht ausdrücklich vom Urheberrechtsschutz zugelassen ist, bedarf der vorherigen Zustimmung des Verlages. Das gilt insbesondere für Vervielfältigungen, Bearbeitungen, Übersetzungen, Mikroverfilmungen, Auswertungen durch Datenbanken und für die Einspeicherung und Verarbeitung in elektronische Systeme. Alle Rechte, auch die des auszugsweisen Nachdrucks, der fotomechanischen Wiedergabe (einschließlich Mikrokopie) sowie der Auswertung durch Datenbanken oder ähnliche Einrichtungen, vorbehalten.

Impressum:

Copyright © 2009 GRIN Verlag GmbH
Druck und Bindung: Books on Demand GmbH, Norderstedt Germany
ISBN: 978-3-640-91833-1

Dieses Buch bei GRIN:

http://www.grin.com/de/e-book/172083/adipositas-ein-ueberblick

GRIN - Your knowledge has value

Der GRIN Verlag publiziert seit 1998 wissenschaftliche Arbeiten von Studenten, Hochschullehrern und anderen Akademikern als eBook und gedrucktes Buch. Die Verlagswebsite www.grin.com ist die ideale Plattform zur Veröffentlichung von Hausarbeiten, Abschlussarbeiten, wissenschaftlichen Aufsätzen, Dissertationen und Fachbüchern.

Besuchen Sie uns im Internet:

http://www.grin.com/

http://www.facebook.com/grincom

http://www.twitter.com/grin_com

UNIVERSITÄT FLENSBURG
SEMINAR: LEBENSSTILE, ESSMUSTER UND STÖRBARKEIT DES ESSVERHALTENS
WS 2008/2009

Adipositas

Andreas Hansen

Inhalt   Seite

1. Einleitung   1
2. Definition   1
3. Klassifikation   1
4. Prävalenz   2
5. Ätiologie   2
    5.1   Allgemein   2
    5.2   Set-Point-Theorie   4
    5.3   Gezügeltes Essverhalten   4
    5.4   Einfluss von gezügeltem Essen auf Übergewicht & Adipositas   5
6. Folgen und Folgeerkrankungen   5
7. Therapie   6
8. Prävention   7
9. Fazit   8
10. Literaturverzeichnis & Internetquellen   8

1. Einleitung

In den letzten Jahrzehnten hat die Anzahl der übergewichtigen und adipösen Menschen stetig zugenommen. Es ist zu beobachten, dass auch immer mehr Kinder hiervon betroffen sind, was u.a. durch unzureichende Bewegung und durch oftmals gleichzeitigen Verzehr energiereicher Nahrung bedingt ist. Durch Adipositas und vor allem den daraus resultierenden Folgeerkrankungen, entstehen nicht nur vielfach individuelle Einschränkungen und Leid der Betroffenen, auch aus gesundheitsökonomischer Sicht ist hier ein immenser Handlungsbedarf zu sehen. In der folgenden Hausarbeit werde ich mich mit der Adipositas beschäftigen. Ich werde auf die Häufigkeit eingehen und die möglichen Ursachen aus verschiedenen Sichtweisen beleuchten. Im weiteren Verkauf werde ich auf die Folgeerkrankungen und Therapieansätze eingehen und mich am Ende zur Prävention äußern.

2. Definition

Mit der Bezeichnung Adipositas wird eine Erhöhung der Körperfettmasse beschrieben, bei der ein Body-Mass-Index von mehr als 30 kg/m^2 vorliegt. Der Name der Erkrankung setzt sich zusammen, aus den lateinischen Begriffen Adeps und Obesitas. Adeps bedeutet in der Übersetzung Fett. Obesitas bezeichnet die Wohlbeleibtheit (vgl. Pschyrembel, 1994).

3. Klassifikation

Die heutzutage häufigste und gängige Methode zur Einteilung von Unter-, Normal und Übergewicht geschieht mit Hilfe des Body-Mass-Index.

Hiernach gilt:

Einteilung	BMI in kg/m^2
Untergewicht	< 20
Normalgewicht	20-24,9
Übergewicht	25-29,9
Adipositas	30-39,9
Adipositas permagna	>40

(vgl. z.B. Leitzmann et al., 2003)

Jedoch sind diese Zahlen nur als Richtwert zu sehen. Sie machen nämlich keine Aussage über den Körperfettanteil. Im extremsten Falle würde hier ein durchtrainierter Sportler evtl. aufgrund seines Körpergewichts als adipös klassifiziert werden. Denn Muskelmasse ist im Vergleich zu Fett schwerer. Um genauer zu klassifizieren gibt es verschiedene Möglichkeiten. Als Beispiel soll hier nur kurz die Hautfaltendickemessung genannt werden. Bei dieser Methode wird mit Hilfe einer Messzange (Kaliper) an festgelegten Köperstellen die Dicke des Unterhautfettgewebes gemessen. Aus den ermittelten Werten lassen sich Rückschlüsse auf den Gesamtfettgehalt des Körpers machen (vgl. Wirth, 1997).

4. Prävalenz

Von den deutschen Bundesbürgern weisen ca. 50 % einen höheren BMI als 25 kg/m^2 auf und 20% sogar einen erhöhten BMI >30 kg/m^2 (vgl. Leitzmann et al., 2003). Somit ist in etwa jeder fünfte Bundesbürger als adipös zu bezeichnen. Bei ca. 80.000 Menschen in Deutschland wird zudem von massivem Übergewicht, bzw. Adipositas permagna gesprochen. Hier beträgt der BMI einen Wert von >40 kg/m^2 (vgl. Gerlach et al., 2000). Mit Zunahme des sozioökonomischen Status steigt der Konsum von Gemüse und Obst an, wogegen bei einem niedrigeren Einkommensstatus vielfach der Konsum von Fleisch, fettreichen Lebensmitteln und Zucker zunimmt. Zudem erschwert ein niedrigeres Einkommen häufig den Zugang zu Sporteinrichtungen und Fitnessmöglichkeiten in der Freizeit. Gleichzeitig lässt sich eine ansteigende Häufigkeit von Übergewicht und Adipositas beobachten, bei Menschen mit niedrigerem sozioökonomischem Status (vgl. WHO, 2009). Die Kosten, die sich durch Adipositas und vor allem die Folgeerkrankungen ergeben, belaufen sich auf 20-40 Mrd. Euro im Jahr (vgl. Pudel, 2009).

5. Ätiologie

5.1 Allgemein

Zu den Ursachen der Adipositasentstehung ist zunächst einmal allgemein und vereinfacht zu sagen, dass im Vergleich zur benötigten Kalorienmenge, eine zu hohe Kalorienzufuhr besteht. Infolge dieser übermäßigen Zufuhr entsteht hieraus Depotfett, welches im Körper gespeichert wird. Unterschieden wird weiterhin, bei den ursächlichen Faktoren, zwischen exogenen und endogenen Bedingungen (vgl. Gerlach et al. 2000). Zu den exogenen Faktoren zählen beispielsweise der Fettgehalt und auch der Energiegehalt der aufgenommenen Nahrung, die Essgewohnheiten und das Maß der körperlichen Aktivität. Aber auch einige Medikamente, wie z.b. Glukokortikoide und einige Antidepressiva können eine Adipositas bedingen. Zu den psychosozialen Ursachen zählen u.a. Stress und Essstörungen (z.B. Binge-Eating-Disorder). Im Zuge emotionaler Stressbewältigung wird häufig mehr und unkontrollierter gegessen. Bei der Binge-Eating-Disorder (BED) handelt es sich um eine Störung, die der Bulimie sehr ähnlich ist. Auch hier treten wiederholt Fressanfälle auf, jedoch wird im Gegensatz zur Bulimie, die extrem übermäßige Kalorienzufuhr nicht durch Erbrechen oder Abführmaßnahmen kompensiert. Durch diese Störung steigt die Gefahr von Übergewicht bzw. Adipositas signifikant an (vgl. Leitzmann et al., 2003). Im Bereich der endogenen Ursachen sind genetische Faktoren und endokrine Erkrankungen (z.b. Morbus Cushing und Hypothyreose) einzuordnen (vgl. Gerlach et al., 2000). Übergewicht entsteht dadurch, dass sich die Fettzellen (Adipozyten) vergrößern, bzw. vermehren. Bei einer hypertrophen Adipositas ist eine Gewichtsreduktion leichter zu erreichen, als bei der hyperplastischen Adipositas. Bei der hyperplastischen Form hat eine Zunahme von Fettzellen stattgefunden und das Körpergewicht liegt meist bei > 75% des Normalgewichts. Allerdings sind die Fettzellen hier nicht nur vermehrt, sondern auch vergrößert. Eine familiäre Disposition bei der Verbreitung von Adipositas lässt sich häufig feststellen. Familiär bedeutet jedoch nicht immer eine gleichzeitige genetische Disposition. Denn oftmals werden Gewohnheiten zur Ernährung und zum Bewegungsmangel in tradierter Form weitergegeben. Die Mehrheit der Kinder, die zu viel Nahrung zu sich nehmen und sich außerdem zu wenig bewegen, haben als Erwachsene Probleme mit ihrem Körpergewicht. Die Anzahl der Adipozyten wird vor allem in den ersten Lebensjahren festgelegt. Sind nun in diesen Jahren, durch Fehlernährung, zu viele Fettzellen im Körper angelegt, werden somit schneller Fettdepots angelegt. Jedoch lassen sich durch Zwillingsforschung auch genetische Zusammenhänge deutlich machen. Es hat sich gezeigt, dass Zwillinge von übergewichtigen Eltern auch dann zu Übergewicht neigen, wenn sie getrennt voneinander aufwachsen. Desweiteren traten besondere Verhaltensmuster bei Kindern in den ersten zwei Lebensjahren auf, die dann später adipös wurden. Diese Kinder nahmen durch das schnellere, intensivere und längere saugen mehr Kalorien zu sich. Durch das frühkindliche Auftreten dieses auffälligen Ernährungsverhaltens liegt es nahe, hier von einer genetisch bedingten Ursache auszugehen (vgl. Schwarzer, 2004). Eine weitere Erklärung der Entstehung ergibt sich aus dem unterschiedlich hohen Grundumsatz. Der Energiebedarf eines Menschen setzt sich zusammen, aus dem Grundbedarf und dem Leistungsumsatz. Der

Grundbedarf wird bei völliger körperlicher Ruhe benötigt. Der Leistungsumsatz ist je nach körperlicher Betätigung und Anstrengung unterschiedlich hoch. Adipöse und Übergewichtige haben vermutlich einen niedrigeren Grundumsatz (vgl. Leitzmann et al., 2003).

5.2 Set-Point-Theorie

Die Annahme, dass das individuelle Körpergewicht in einem bestimmten Rahmen eingegrenzt ist, basiert auf der Beobachtung, dass viele Menschen über einen langen Zeitraum ein stetig gleichbleibendes Körpergewicht haben. Hieraus entwickelte sich die Set-Point-Theorie. Dieser individuell angelegte Set Point bildet ein Regulationssystem, das dazu führt, dass bei einer Unterschreitung dieses Punktes mehr gegessen wird und bei einer Überschreitung weniger Nahrung konsumiert wird. Durch die Anzahl der Fettzellen, die im Körper durch genetische und frühkindliche Prägung festgelegt wurde, entsteht der individuelle Set-Point (vgl. Pudel & Westenhöfer, 2003). Wenn nun der Set Point von vorherein höher angelegt ist, ist die Tendenz zu Übergewicht größer (vgl. Schwarzer, 2004). Die Set-Point-Theorie ist allerdings nicht als alleinige Rechtfertigung für Unter- oder Übergewicht zu sehen. Durch gezügeltes Essverhalten lässt sich ein Gewicht unterhalb des Set Points halten und durch übermäßiges Essen auch oberhalb (ebd.).

Die Menge der Nahrungszufuhr wird desweiteren von dem emotionalen Zustand beeinflusst, in dem man sich grade befindet. So können Stress und Angst bei einigen Menschen zu einer Steigerung des Appetits führen, bei anderen wiederum zu einer Inappetenz.

5.3 Gezügeltes Essverhalten

Gezügeltes Essverhalten oder auch gezügeltes Essen beschreibt die geplante Einschränkung der Nahrungsmenge um das eigene Körpergewicht konstant zu halten, bzw. abzunehmen (vgl. Pudel & Westenhöfer, 2003). Mit der begrifflichen Beschreibung des gezügelten Essens wird jedoch nicht vorausgesagt, ob dieses Verhalten auch zu einer Gewichtseduktion, oder wenigstens zu einer Konstanterhaltung des Körpergewichts führt. Hierdurch wird nur die Absicht bezeichnet, das Gewicht durch Nahrungsbeschränkung zu kontrollieren (ebd.). Durch Verhaltensforschung zeigten sich zwei verschiedene Ausprägungen des gezügelten Essverhaltens. Zum Einen die rigide Kontrolle und zum Anderen die flexible. Infolge der rigiden Kontrolle kommt es viel häufiger zu Misserfolgen. Denn schon eine kleine Abweichung macht einen geplanten Vorsatz zunichte. Wenn zum Beispiel der rigide Vorsatz getroffen wird, vollständig auf Süßigkeiten zu verzichten, bedeutet schon ein einmaliger Bruch dieses Vorsatzes, z.B. durch das Zugreifen in eine „Naschschale" im Büro, ein Scheitern. Bei der flexiblen Kontrolle sind die geplanten Ziele einfacher zu erreichen, denn hier könnte der Vorsatz lauten, dass im Verlauf einer Woche z.B. nur ein- bis zweimal Süßigkeiten konsumiert werden. Daher zieht eine flexible Kontrolle eher Erfolg nach sich, als die rigide Verhaltenskontrolle (vgl. Pudel, 2009).

5.4 Einfluss von gezügeltem Essen auf Übergewicht & Adipositas

Durch Studien zum Essverhalten zeigte sich, dass die Probandinnen, die als gezügelte Esserinnen klassifiziert waren, einen etwas höheren BMI hatten (vgl. Pudel & Westenhöfer, 2003).

Häufig treten vor Essanfällen Phasen von gezügeltem Essen oder Diäten auf. Dies bedeutet allerdings nicht, dass den Essanfällen immer ein gezügeltes Essverhalten vorausgegangen sein muss. Umgekehrt folgen nicht notwendigerweise dem gezügelten Essverhalten Essanfälle. Aus der Tatsache, dass bei gezügeltem Essverhalten nicht auf den natürlichen Sättigungsmechanismus geachtet wird, sondern vorzeitig eine Beendigung der Nahrungsaufnahme stattfindet, wird u.a. das erlernte und natürliche Sättigungsempfinden geschwächt. Letztendlich kann die Beraubung natürlicher Essmechanismen zu einer Erhöhung der Nahrungsaufnahme führen. Durch die selbst vorgegebene Einschränkung bei der Lebensmittelauswahl und der kognitiv vorgegebenen Nahrungsaufnahme, verzichtet der gezügelte Esser oftmals auf wohlschmeckende und vielleicht auch vormals gern konsumierte Lebensmittel. Hierdurch muss einer ständigen Versuchung widerstanden werden, was letztendlich dazu führen kann, dass sich infolge der Frustration ein so hohes Verlangen einstellt, dass entgegen der Vorsätze die „inakzeptablen" Lebensmittel im Rahmen eines Essanfalls gegessen werden (vgl. Pudel & Westenhöfer, 2003). Treten diese Essanfälle häufiger auf, kann dies auch dazu führen, dass eine Gewichtszunahme erfolgt.

6. Folgen und Folgeerkrankungen

Als häufige, direkte Beeinträchtigung, wird von einer inadäquaten Pulsbeschleunigung bei relativ geringer körperlicher Belastung, verminderter physischer Leistungsfähigkeit, sowie Belastungsdyspnoe berichtet. Nicht unerheblich für die gesundheitlichen Folgen ist die Verteilung des Depotfettes. Hierbei wird eine Unterscheidung vorgenommen zwischen der abdominalen (Apfelform) und der gynoiden (Birnenform) Verteilung. Beim erstgenannten Fettverteilungsmuster ist das Depotfett vor allem im Bauchbereich angesiedelt und beim gynoiden Typ in der Hüftgegend. Hinsichtlich der kardiovaskulären Erkrankungen stellt der abdominale Typ einen bedeutenden Risikofaktor dar. Zu den Erkrankungen des kardiovaskulären Systems zählen die Hypertonie, KHK, Herzinsuffizienz, linksventrikuläre Hypertrophie (Vergrößerung der linken Herzkammer) und venöse Insuffizienz, welche ein erhöhtes Risiko für Krampfadern, sogenannte Varizen nach sich zieht. Desweiteren tritt in Verbindung mit Adipositas häufiger ein Diabetes mellitus Typ 2 auf, als bei Nichtadipösen, ebenso wie Fettstoffwechselstörungen und eine Erhöhung des Harnsäurespiegels im Serum (Hyperurikämie), wodurch eine Gicht hervorgerufen werden kann (vgl. Gerlach et al., 2000). Die häufig zusammen auftretenden Störungen Adipositas, Hypertonie, Diabetes Typ 2, Hyperurikämie und Dyslipidämie sind unter dem Begriff „metabolisches Syndrom" zusammengefasst. Die genannten Störungen sind als bedeutende Risikofaktoren für einen Myokardinfarkt aber auch den Schlaganfall zu sehen. Neben den genannten Folgen und den offensichtlichen Folgen, die sich aufgrund des Übergewichts für den Bewegungsapparat ergeben - hierbei spielt der Fettverteilungstyp selbstverständlich keine Rolle – wird Adipositas außerdem mit folgenden Krankheiten und Störungen assoziiert:

Blutgerinnungsstörungen, Störungen im Bereich des Atmungssystems (z.B. Schlafapnoe), Gallensteinen, Fettleber, erhöhtes Risiko für maligne Zellneubildungen, Störungen in der Sexualfunktion, erhöhtes Risiko bei Operationen. Auf der psychosozialen Ebene treten ebenfalls vermehrt Störungen und Beeinträchtigungen auf. Hierzu zählen Probleme in Partnerschaften, berufliche Schwierigkeiten, häufigere Diskriminierung, niedrigeres Selbstbewusstsein und soziale Isolation (vgl. Leitzmann et al. 2003). Weiterhin zeigte sich durch Studien, dass mit einer Zunahme des BMI die Mortalitätsrate signifikant ansteigt. Überschreitet das Körpergewicht mehr als 20 % des Normalgewichts, ist die Sterblichkeitsrate bereits um 20% erhöht. Eine Überschreitung des Normalgewichts, um 50%, zieht schon eine doppelt so hohe Mortalitätsrate nach sich (vgl. Wirth, 1997).

7. Therapie

Generell gilt, dass bei einem BMI > 30 kg/m^2 eine Indikation für eine Therapie gegeben ist. Liegt der BMI zwischen 25-30 ist eine Indikation gegeben, wenn bereits Folgeerkrankungen aufgetreten sind, oder Krankheiten hierdurch verstärkt werden (vgl. Leitzmann et al. 2003).

Anders als bei den meisten anderen Erkrankungen ist bei Adipositas oft nicht primär bedeutsam, ob aus ärztlicher Sicht eine Indikation zur Therapie gestellt wird, sondern ob psychosoziale Beeinträchtigen der Patienten zu einem Behandlungswunsch führen (vgl. Wirth, 1997). Mit einer Behandlung soll erreicht werden, dass entweder ein Reduktion der Kalorienzufuhr erfolgt, oder eine Erhöhung des Kalorienverbrauchs. Im Idealfall findet beides statt. Für eine erfolgreiche und langfristige Gewichtsreduktion ist eine dauerhafte Ernährungsumstellung nötig. Dazu gehört eine vorherige ausführliche Aufklärung und Diätberatung (vgl. Gerlach et al. 2000). Eine langsame Gewichtsreduktion, bei der im Schnitt pro Woche 0,5 kg abgenommen wird, ist hierbei zu empfehlen (vgl. Menche et al., 2001). Das Ernährungsverhalten, Essverhalten und Bewegunsgverhalten soll langfristig verändert werden, um einen Rückfall in alte Verhaltensmuster zu verhindern und einer erneuten Gewichtszunahme bzw. dem „Jojo-Effekt" vorzubeugen. Dafür kann eine interdisziplinäre Zusammenarbeit von Arzt, Ernährungsberater, Bewegungstherapeut und Psychotherapeut sinnvoll sein (vgl. Wirth, 1997). Medikamentöse Behandlung ist nur selten sinnvoll und nötig. Bei einer Adipositas permagna können chirurgische Interventionen indiziert sein, wenn vorherige konservative Therapien keinen Erfolg nach sich ziehen. Hierbei gibt es verschiedene Verfahren, z.B. den Einsatz eines Magenbandes (Gastric Banding), das am Mageneingang implantiert wird und zu einer geringeren Nahrungsaufnahme führt (vgl. Menche et al., 2001).

8. Prävention

Um hinsichtlich ernährungsabhängiger Erkrankungen, zu denen auch Adipositas zählt, eine erfolgreiche Prävention zu betreiben, muss sowohl an der Verhaltensebene, als auch an der Verhältnisebene angesetzt werden.

Bisherige Versuche, die vor allem auf der Verhaltensebene angesetzt waren, haben sich als unzureichend erwiesen. Hierbei stand die Vermittlung von kognitiv basiertem Wissen im Vordergrund. Bei der Verhaltensprävention zu Adipositas hat sich gezeigt, dass trotz weitläufig praktiziertem Diätverhalten und dem Wissen über „Gesunde Ernährung" die Anzahl der übergewichtigen Menschen stetig ansteigt. Folglich erscheint es als sinnvoll, sich bei der Prävention zunehmend auf die Verhältnisebene zu begeben. Mit Maßnahmen in diesem Bereich sollen Lebensbedingungen dahingehend verändert werden, dass die Energieaufnahme dem Energieverbrauch entspricht (vgl. Pudel, 2009).

Die Tatsache, dass während der Phase des Jugendalters wesentliche Grundlagen für die späteren Ernährungsgewohnheiten geschaffen werden, macht deutlich, dass in der Prävention ein wichtiges Augenmerk auf diese Zielgruppe gerichtet sein sollte. Zwar sind Regeln und gesundheitsfördernde Maßnahmen durch Ernährung vielfach bekannt, jedoch werden sie nicht umgesetzt. Vielmehr steht dem aktuellen Genuss, Bequemlichkeit und Spaß, eine übergeordnete Rolle bei der Auswahl der Lebensmittel zu (vgl. Faltermaier, 2005). Hierzu passen auch die Ergebnisse, einer von Leitzmann (1979) veröffentlichten Studie, in der überraschenderweise die Hypothese widerlegt wurde, dass das Wissen um bedarfsgerechte Ernährung einen positiven Einfluss auf das Ernährungsverhalten hat. Hier unterschied sich das Ernährungsverhalten von Studenten der Oecotrophologie nicht von denen aus anderen Fakultäten (vgl. Pudel, 2009). Mit der Prävention von Ernährungsstörungen soll erreicht werden, dass die individuellen Essbedürfnisse in der Form gestaltet werden, dass das Essverhalten bedarfsgerecht umgesetzt werden kann. Jedoch gibt es eine Reihe von Faktoren, die die Essbedürfnisse der einzelnen Menschen beeinflussen. So werden z.B. ökonomische Gründe bei der Auswahl der einzelnen Lebensmittel hinzugezogen. Aber auch die abnehmenden Kochkenntnisse in der Gesellschaft und die dadurch resultierende Zunahme des Konsums von Fertigprodukten beeinflussen die individuelle Esskultur. (ebd.) Als erfolgreich, in der Prävention bei Kindern, hat sich erwiesen, dass die Eltern bei den Maßnahmen ebenso als Zielgruppe involviert wurden (vgl. DAG, 2007).

9. Fazit

Es hat sich m.E. nach gezeigt, dass bei den präventiven Maßnahmen zum Thema Übergewicht und Adipositas weiterhin ein sehr großer Handlungsbedarf besteht. Vor allem im Hinblick darauf, dass während der Kindheit und Jugend Verhaltens- und auch Ernährungsweisen geprägt werden, die für die spätere Gesundheit bedeutsam sind, macht deutlich, dass die Prävention schon frühzeitig, im Kindesalter, beginnen sollte. Hierfür sollten auf der Verhältnisebene die Strukturen und Bedingungen geschaffen werden.

10. Literaturverzeichnis & Internetquellen

Faltermaier, T. (2005). *Gesundheitspsychologie*. Stuttgart: Kohlhammer.

Gerlach U., et al. (2000). *Innere Medizin für Pflegeberufe*. Stuttgart: Thieme.

Leitzmann, C., et al. (2003). *Ernährung in Prävention und Therapie.* Stuttgart: Hippokrates Verlag.

Menche N. & Bazlen U. & Kommerell T. (Hrsg.) (2001). *Pflege Heute,* München & Jena: Urban & Fischer.

Pschyrembel (1994). *Medizinisches Wörterbuch,* Berlin: Verlag Walter de Gruyter.

Pudel, V. (2009). *Prävention von Ernährungsstörungen.* In Hurrelmann, K., Klotz, T., Haisch, J., (Hrsg.), *Lehrbuch Prävention und Gesundheitsförderung* (S.109-118). Bern: Huber.

Pudel, V. & Westenhöfer, J. (2003). *Ernährungspsychologie - Eine Einführung.* Göttingen: Hogrefe.

Schwarzer, R. (2004). *Psychologie des Gesundheitsverhaltens - Einführung in die Gesundheitspsychologie.* Göttingen: Hogrefe.

Wirth, A. (1997). *Adipositas – Epidemiologie, Ätiologie, Folgekrankheiten, Therapie.* Berlin: Springer Verlag.

http://www.euro.who.int/obesity/import/20060217_1?language=German (Stand: 09.03.09)

http://www.adipositas-gesellschaft.de/daten/Adipositas-Leitlinie-2007.pdf (Stand: 09.03.09)